中国肾性贫血
基层诊疗培训指南

组织编写 中国人民解放军总医院

主　编 陈香美　院士

中国科学技术出版社

·北　京·

图书在版编目（CIP）数据

中国肾性贫血基层诊疗培训指南 / 陈香美主编 . —北京：中国科学技术
出版社，2023.6

ISBN 978-7-5236-0118-1

Ⅰ . ①中… Ⅱ . ①陈… Ⅲ . ①肾性贫血－诊疗－指南 Ⅳ . ① R556.9-62

中国国家版本馆 CIP 数据核字 (2023) 第 045573 号

策划编辑	靳　婷　焦健姿
责任编辑	靳　婷
文字编辑	汪　琼
装帧设计	佳木水轩
责任印制	徐　飞

出　　版	中国科学技术出版社
发　　行	中国科学技术出版社有限公司发行部
地　　址	北京市海淀区中关村南大街 16 号
邮　　编	100081
发行电话	010-62173865
传　　真	010-62179148
网　　址	http://www.cspbooks.com.cn

开　　本	787mm×1092mm　1/32
字　　数	36 千字
印　　张	3.5
版　　次	2023 年 6 月第 1 版
印　　次	2023 年 6 月第 1 次印刷
印　　刷	北京长宁印刷有限公司
书　　号	ISBN 978-7-5236-0118-1 / R·3041
定　　价	48.00 元

编著者名单

主　编　陈香美　中国人民解放军总医院
　　　　　　　　　第一医学中心

副主编　孙雪峰　中国人民解放军总医院
　　　　　　　　　第一医学中心

　　　　　蔡广研　中国人民解放军总医院
　　　　　　　　　第一医学中心

　　　　　李　平　中国人民解放军总医院
　　　　　　　　　第一医学中心

编　者（以姓氏笔画为序）

　　　　　丁小强　复旦大学附属中山医院

　　　　　王　倩　中国人民解放军总医院
　　　　　　　　　第一医学中心

　　　　　王　涌　中国人民解放军总医院
　　　　　　　　　第一医学中心

　　　　　王远大　中国人民解放军总医院
　　　　　　　　　第一医学中心

付　平　四川大学华西医院

冯　哲　中国人民解放军总医院第一医学中心

朱凤阁　中国人民解放军总医院第一医学中心

朱晗玉　中国人民解放军总医院第一医学中心

刘　飞　中国医学科学院肿瘤医院

刘文虎　首都医科大学附属北京友谊医院

汤　力　中国人民解放军总医院第一医学中心

孙世仁　第四军医大学西京医院

李清钢　中国人民解放军总医院第一医学中心

李冀军　中国人民解放军总医院第一医学中心

杨琼琼　中山大学孙逸仙纪念医院

吴　杰　中国人民解放军总医院第一医学中心

何　强　浙江省人民医院

何娅妮　陆军军医大学第一附属医院

汪年松　上海市第六人民医院

张　冬　中国人民解放军总医院第一医学中心

张　利　中国人民解放军总医院第一医学中心

张伟光　中国人民解放军总医院第一医学中心

林洪丽　大连医科大学附属第一医院

周建辉　中国人民解放军总医院第一医学中心

郑　颖　中国人民解放军总医院第一医学中心

赵德龙　中国人民解放军总医院第一医学中心

段姝伟　中国人民解放军总医院第一医学中心

倪兆慧　上海交通大学医学院附属仁济医院

徐　虹　复旦大学附属儿科医院

郭志勇　海军军医大学第一附属医院

曹雪莹　中国人民解放军总医院第一医学中心

董哲毅　中国人民解放军总医院第一医学中心

内容提要

本书在中国人民解放军总医院陈香美院士主持下，由国内多位肾脏病学专家编撰而成，是第一部面向基层医生的肾性贫血诊疗实用指导手册。编者围绕肾性贫血这一话题，从总则、诊断、治疗和特殊人群等多角度进行了细致阐述。书中所述紧扣临床医生最为关切的问题，不仅对肾性贫血的诊断思维、治疗药物的选择、每种药物的特点及不良反应的应对进行了系统介绍，还对老年、儿童及合并糖尿病、急性肾损伤和肾移植后这些特殊患者的处理给出了指导性建议。本书既紧跟学术进展又贴近基层医生的临床需求，图文并茂，语言精练，便于查阅，适合广大基层医生在日常诊疗过程中参考阅读。

前　言

　　肾脏病是危害人类健康、影响患者生存质量的常见病，给社会和家庭带来了沉重的负担。相关流行病学资料显示，我国慢性肾脏病患者超 1 亿人。肾性贫血是慢性肾脏病的常见合并疾病，治疗方法在很长一段时间内以外源性补充促红细胞生成素及补铁治疗为主，直到低氧诱导因子脯氨酰羟化酶抑制药（HIF-PHI）的出现，提供了不同于红细胞生成刺激剂（ESA）作用机制的全新口服药物，为肾内科医生提供了更多的治疗选择，开创了传统肾性贫血治疗的全新篇章。

　　我国肾脏病专家一直致力于提高肾性贫血诊疗水平和患者的生活质量。自 2007 年来，陆续发布了《重组人促红细胞生成素在肾性贫血中合理应用的专家共识》和《肾性贫血诊断与治疗中国专家共识》，并分别于 2014 年和 2018 年对后者进行了修订。2021 年 6 月，由国内知名肾脏病和血液净化专家组成的编写委员会共同编写的《中国肾性贫血诊治临床实践指南》在《中华医学杂志》上正式发布。这份指南参考了最新的临床实践结果，打破了自 20 世纪 80 年代就有的 ESA 治疗和铁剂治疗等传统方式，将 HIF-PHI 治疗方案纳入肾性贫血治疗的专业指南，对药物作用机制、应用范围、临床效益作了详细的阐述，是中国肾脏病专家的共同智慧。此次指南的发布标志着我国肾性贫血的临床管理进入了更加科学与规范的阶段，进一步促进了临床肾性贫血疾病诊疗的发展。同时，中国人民解放军总医院承担北京市科学技术委员会科研课题项目，对这一创新药物开展上市后研究，以探索该药物在肾性贫血患者中更加优化的起始剂量，进而指导临床实践，为肾性贫血的临床诊疗提供全面的指导，造福广大慢性肾脏病患者。

为了更加科学、规范并在基层医疗机构推广《中国肾性贫血诊治临床实践指南》，同时参照《血液净化标准操作规程》（2021版）、KDIGO、NICE等指南编制的《中国肾性贫血基层诊疗培训指南》应运而生，该指南实用性强，便于查阅参考，可为广大基层医生日常诊疗提供强有力的专业支持，使每一位基层医生在诊疗肾性贫血时有章可循、有据可依，不断提升诊疗水平和质量，从而更好地为患者服务。

陈香美

中国工程院院士

中国人民解放军总医院肾脏疾病国家重点实验室主任

慢性肾脏疾病国家临床医学研究中心主任

中国医师协会肾脏内科医师分会会长

目 录

第1章　肾性贫血概述

肾性贫血是指各种肾脏疾病导致红细胞生成素（erythropoietin，EPO）绝对或相对生成不足，以及尿毒症毒素影响红细胞生成及其寿命而发生的贫血[1]。从红细胞代谢的角度，肾脏疾病导致贫血的病因与发病机制包括三个方面：①红细胞生成减少，如EPO生成不足、EPO活性降低、铁缺乏及代谢障碍、营养不良、甲状旁腺功能亢进、炎症状态、尿毒症毒素等；②红细胞破坏增加，如尿毒症毒素、甲状腺功能亢进、红细胞脆性增加等；③红细胞丢失增加，如透析失血、化验失血等[2]。

肾性贫血是慢性肾脏病（chronic kidney

disease，CKD）的重要临床并发症和常见合并疾病。CKD 患者的贫血患病率显著高于普通人群：2009 年上海市浦东新区进行的抽样调查显示，18 岁以上社区居民中贫血患病率为 1.7%，其中 CKD 患者的贫血患病率为 3.0%[3]。对于非透析的 CKD 患者，总体患病率为 28.5%～72%，且患病率随着疾病的进展而增加，处于 CKD 1 期肾性贫血的患病率为 22.4%，CKD 5 期肾性贫血的患病率是 CKD 1 期的 4 倍，高达 90.2%[4]；透析 CKD 患者发生肾性贫血的概率远高于非透析患者，其贫血患病率高达 91.6%～98.2%[5-7]；而对于接受肾移植的患者，肾移植后 1 个月、3 个月、6 个月、12 个月的贫血患病率分别为 84.3%、39.5%、26.2% 和 21.6%[8]。因此，中国 CKD 患者贫血的防治任务十分艰巨。

相较未贫血患者，严重贫血的 CKD 患者发生死亡、心血管住院、进展到终末期肾病的风险分别是 527%、281% 和 546%[9]，年均直接医疗费用增加 4 倍（23 562 元）[10]，且严重影响生存质量。

目前我国肾性贫血的诊疗现状并不乐观。一方面，我国肾性贫血患者治疗率和达标率较低：一项调查显示 CKD 1～5 期非透析患者中，只有 39.8% 的贫血患者接受 EPO 治疗，27.1% 的患者接受铁剂治疗，22.7% 的患者血红蛋白（hemoglobin，Hb）＜70g/L 时才开始治疗，治疗后 Hb 达标（110～120g/L）者仅为 8.2%[4]；另一方面，目前临床上对于肾性贫血的系统性评估不充分，病因诊断不足，导致抗贫血治疗的不规范。因此，中国 CKD 患者贫血的防治任务十分艰巨，需要各级医生共同努力，重视肾性贫血的规范诊治，提高医疗质量，造福广大慢性肾脏病患者。

第2章 肾性贫血诊断

一、肾性贫血的诊断

首先，需要明确是否存在贫血。世界卫生组织（World Health Organization，WHO）的贫血诊断标准如下：居住在海平面地区的成年人，男性 Hb<130g/L，非妊娠女性 Hb<120g/L，妊娠女性 Hb<110g/L；并考虑患者年龄、种族及居住地海拔高度（表 2-1 和图 2-1）对血红蛋白的影响[11]。

其次，需要先排除缺铁性贫血、维生素 B_{12} 或叶酸缺乏引起的巨幼细胞性贫血、溶血性贫血、出血性贫血、地中海贫血、再生障碍性贫血和血液系统肿瘤等其他疾病导致的

表 2–1　不同海拔高度 * 的平均血红蛋白浓度校正值

海拔高度（m）	平均血红蛋白校正值（g/L）
＜1000	0
1000	−2
1500	−5
2000	−8
2500	−13
3000	−19
3500	−27
4000	−35
4500	−45

*.海拔高度为较海平面上升的高度

贫血后，才能诊断肾性贫血，具体诊断思路可参考图 2–2。

二、肾性贫血诊断后的危险因素评估

继发性甲状旁腺功能亢进、炎症状态、

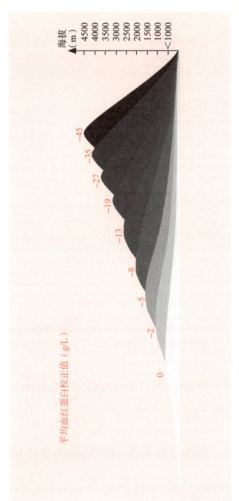

▲ 图2-1　不同海拔高度的平均血红蛋白浓度校正值

营养不良及透析不充分为慢性肾脏病（特别是终末期肾脏病）患者的常见并发症，这些因素同时可导致肾性贫血患者病情加重及治疗低反应（表 2-2 和图 2-3）。因此在患者被诊断为肾性贫血后，需要评估是否存在加重贫血的危险因素。

此外，还需要考虑患者是否合并其他导致贫血的疾病，以便能够针对病因进行治疗。

三、肾性贫血患者日常监测的指标及频率

肾性贫血患者的监测主要包括血常规、网织红细胞计数、铁代谢指标、血清叶酸、维生素 B_{12} 及骨髓象检查等类别。其监测指标和频率，如表 2-3 和图 2-4 所示。总体可遵循以下原则定期监测。

(1) CKD 3 期以上患者应常规进行贫血筛查。

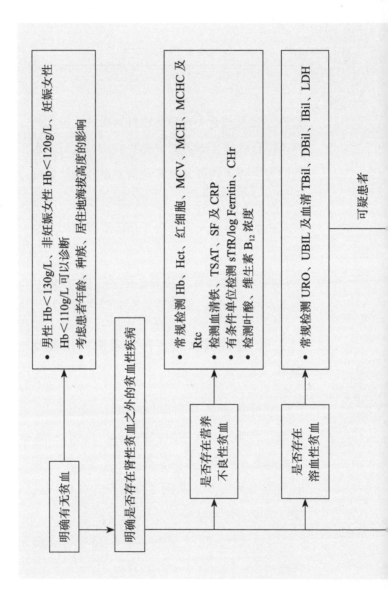

明确有无贫血

- 男性 Hb＜130g/L，非妊娠女性 Hb＜120g/L，妊娠女性 Hb＜110g/L 可以诊断
- 考虑患者年龄、种族、居住地海拔高度的影响

明确是否存在肾性贫血之外的贫血性疾病

是否存在营养不良性贫血

- 常规检测 Hb、Hct、红细胞、MCV、MCH、MCHC 及 Rtc
- 检测血清铁、TSAT、SF 及 CRP
- 有条件单位检测 sTfR/log Ferritin、CHr
- 检测叶酸、维生素 B₁₂ 浓度

是否存在溶血性贫血

- 常规检测 URO、UBIL 及血清 TBil、DBil、IBil、LDH

可疑患者

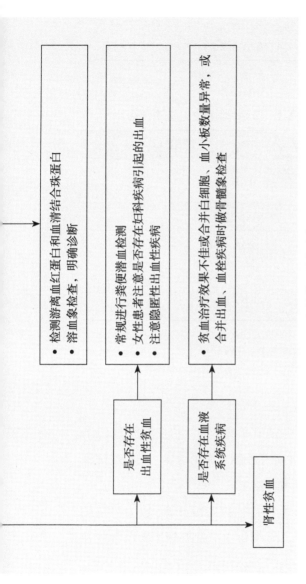

▲ 图 2-2 肾性贫血诊断流程图

Hb. 血红蛋白; Hct. 红细胞比容; MCV. 平均红细胞体积; MCH. 平均红细胞血红蛋白量; MCHC. 平均红细胞血红蛋白浓度; Rtc. 网织红细胞计数; TSAT. 转铁蛋白饱和度; SF. 血清铁蛋白; CRP.C 反应蛋白; sTfR. 可溶性转铁蛋白受体; log Ferritin. 铁蛋白对数; CHr. 网织红细胞血红蛋白; URO. 尿胆原; UBIL. 尿胆红素; TBil. 血清总胆红素; DBil. 直接胆红素; IBil. 间接胆红素; LDH. 乳酸脱氢酶

表 2-2 肾性贫血的危险因素评估

危险因素	评估指标
甲状旁腺功能亢进	iPTH
炎症状态	C 反应蛋白
营养状态	SGA、MIS、人体测量及血糖、血脂、血清白蛋白 透析患者：nPNA、PCR
透析充分性	透析患者：Kt/V、URR

iPTH. 全段甲状旁腺素；SGA. 主观综合营养评估；MIS. 营养不良炎症评分法；nPNA. 标化氮表现率蛋白当量；PCR. 蛋白分解代谢率；Kt/V. 尿素清除指数；URR. 尿素下降率

(2) 合并贫血和贫血初始治疗阶段的 CKD 患者，至少每月检测 1 次血常规、网织红细胞计数及 SF 和 TSAT。

(3) 贫血维持治疗阶段或 Hb 较为稳定的 CKD 患者，至少每 3 个月检测 1 次血常规及 SF 和 TSAT。

!!! 肾性贫血危险因素 !!!

甲状旁腺功能亢进

• iPTH（全段甲状旁腺素）

炎症状态

• C 反应蛋白

营养状态

• SGA（主观综合营养评估）；MIS（营养不良炎症评分法）；人体测量及血糖、血脂、血清白蛋白等
• 透析患者：nPNA（标化氮表现率蛋白当量）；PCR（蛋白分解代谢率）

透析充分性

• 透析患者：Kt/V（尿素清除指数）；URR（尿素下降率）

▲ 图 2-3 肾性贫血的危险因素评估

表 2–3　肾性贫血监测指标与频率

监测指标	监测频率
血红蛋白	• 未合并贫血：CKD 3 期患者至少每年 1 次；CKD 4～5 期非透析患者至少每年 2 次；血液透析或腹膜透析患者至少每 3 个月 1 次 • 合并贫血但没有使用红细胞生成刺激剂（erythropoiesis-stimulating agent, ESA）治疗的 CKD 患者中，CKD 3～5 期非透析患者和腹膜透析患者至少每 3 个月 1 次 • ESA 初始治疗阶段的患者至少每月 1 次 • ESA 维持治疗阶段的非透析患者至少每 3 个月 1 次，透析患者至少每月 1 次
网织红细胞计数[*]	• 合并贫血和贫血初始治疗阶段的 CKD 患者，至少每月检测 1 次，同时进行血常规检测
铁代谢[#]	• CKD 患者每 3 个月评估 1 次（血液透析患者每 1～3 个月 1 次）铁状态 • 铁剂治疗阶段每月 1 次，非铁剂治疗时每 3 个月 1 次 • ESA 治疗期间至少每 3 个月评估 1 次铁状态（TSAT 和 SF），包括决定开始或继续铁治疗 • 开始或增加 ESA 剂量、失血、静脉注射铁后监测反应时，以及铁储备可能耗尽的其他情况下，应更频繁地检测铁状态（TSAT 和 SF）

（续表）

监测指标	监测频率
	• 针对 CKD 贫血患者进行 CHr、sTfR/log Ferritin 及血清/血浆 CRP 检验，有助于准确评估铁状态
血清叶酸、维生素 B_{12} 及骨髓象	• 可疑存在非肾性贫血或 ESA 治疗低反应的患者应检验血清叶酸、维生素 B_{12} • 当出现血常规中三系细胞减少、血清和尿液中游离轻链蛋白或尿本周蛋白增加、合并出血或血栓疾病，以及贫血治疗效果不佳时，应做骨髓象检查，除外相关疾病 • 临床上 CKD 患者贫血程度与患者肾功能水平不匹配时，应重视对血液系统疾病的筛查

表中各指标的检测频率参考了《中国肾性贫血诊治临床实践指南》，以及 2006 年美国肾脏基金会肾脏疾病结果质量倡议（Kidney Disease Outcomes Quality Initiative，KDOQI）、2012 年肾脏疾病改善全球预后（Kidney Disease Improving Global Outcomes，KDIGO）CKD 贫血临床实践指南、2015 年英国国家卫生与临床优化研究所（National Institute of Health and Care Excellence，NICE）CKD 贫血管理指南和 2015 年日本 CKD 患者肾性贫血指南推荐等多项国际临床实践指南推荐

*.网织红细胞计数是反映骨髓造血功能及判断贫血疗效的重要指标。网织红细胞增多表示骨髓红系增生旺盛，常

见于溶血性贫血、急性失血性贫血、缺铁性贫血及巨幼细胞贫血等；网织红细胞减少表示骨髓造血功能减低，常见于再生障碍性贫血、骨髓病性贫血。ESA 和（或）铁剂治疗后，网织红细胞增多早于 Hb 升高，是评估、预测 ESA 和（或）铁剂治疗效果的指标

#. 铁缺乏不仅是缺铁性贫血的病因，也是肾性贫血 ESA 治疗低反应的主要原因。铁缺乏包括机体铁储备不足引起的绝对铁缺乏，以及小肠上皮细胞和巨噬细胞内铁向血液中转运障碍，导致机体内储存铁不能有效利用引起的功能性铁缺乏。准确评估 CKD 患者铁状态十分困难，常规可通过 SF、血浆/血清 CRP、TSAT、CHr 和 sTfR/log Ferritin 等指标进行评估。建议进行 SF 检测的同时检测血浆/血清 CRP，以减少对铁储备评估的偏倚；TSAT、CHr 和 sTfR/log Ferritin 是反映体内储存铁能否有效利用的指标。目前 CKD 患者铁缺乏的诊断标准尚未确立。一般认为，非透析患者或腹膜透析患者 SF≤100μg/L 且 TSAT≤20% 为绝对铁缺乏，SF 为 100～500μg/L 且 TSAT≤20% 为功能性铁缺乏；血液透析患者 SF≤200μg/L 且 TSAT≤20% 为绝对铁缺乏[12, 13]。CHr＜29pg 和（或）sTfR/log Ferritin＞2[14]，提示功能性铁缺乏

患者	贫血检查	治疗方案		人群细分	Hb检测	网织红细胞计数	铁代谢指标	其他检查
CKD患者（3期及以上）	合并贫血	铁剂治疗			至少3个月1次	至少每月1次	至少3个月1次 · CHr · sTfR/log Ferritin · 血浆/血清CRP	如血清叶酸、维生素B₁₂、骨髓象检查等，结合临床按需进行
		ESA治疗	初始阶段		至少每月1次	至少每月1次	至少3个月1次	
			维持阶段	透析患者	至少每月1次	至少每月1次	频繁检测 SF、TSAT	
				非透析患者	至少3个月1次	至少每月1次	至少3个月1次	
			剂量变更	血液透析患者	至少每月1次	至少每月1次	至少3个月1次	
		未接受治疗		腹膜透析和非透析患者	—	—	—	
	未合并贫血			CKD 3期患者	至少每年1次	—	定期进行铁代谢评估，预防铁缺乏	
				CKD 4~5期透析患者	至少3个月1次			
				CKD 4~5期非透析患者	至少每年2次			

▲ 图2-4 肾性贫血患者的监测流程

第3章 肾性贫血治疗

一、肾性贫血遵循的治疗原则及血红蛋白治疗的靶目标

肾性贫血的总体治疗目的是避免患者输血，减少心血管事件发生，改善认知功能和提高生活质量。以下6个方面为肾性贫血的治疗原则[1]。

(1) 肾性贫血患者治疗前应评估患者的贫血程度、生理需求、铁代谢状态、营养状态、炎症状态、透析治疗充分性及感染、心脑血管、肿瘤等并发症和（或）合并疾病的状态。

(2) 依据上述评估结果，确定合适的靶目标。治疗前首先纠正加重贫血的可逆因素。

(3) 肾性贫血治疗涉及 ESA、铁、营养状态及透析充分性等多方面，其中应用 ESA 补充 EPO，或者通过 HIF-PHI 调控内源性 EPO 为肾性贫血治疗的关键。

(4) ESA/HIF-PHI 及静脉铁剂治疗前应权衡获益与风险，确定合适的剂量及给药方式。定期评估铁代谢状态，调整铁剂治疗剂量；定期检测 Hb，依据其水平调整 ESA/HIF-PHI 治疗剂量，避免 Hb 波动幅度过大（表 3–1 ）。

(5) 肾性贫血治疗期间，应密切监测高血压、血栓栓塞性疾病、过敏、感染、肿瘤及心脑血管等并发症的发生与变化，关注 ESA/HIF-PHI 及铁剂的不良反应，并给予及时治疗。

(6) 出现治疗低反应时，应再次评估是否存在感染、继发性甲状旁腺功能亢进、铝中毒、药物及透析不充分等加重贫血的危险因素，以及是否合并其他导致贫血的疾病，并给予相应治疗。

表 3-1　贫血治疗需达到的 Hb、铁代谢指标的靶目标

Hb 的靶目标	Hb≥110g/L，但不超过 130g/L
	应依据患者年龄、透析方式、生理需求及并发症情况个体化调整 Hb 靶目标
	存在脑卒中、冠心病、肿瘤等病史患者，应根据原发病情况调整 ESA/HIF-PHI 治疗的 Hb 靶目标
铁代谢指标的靶目标	SF>100μg/L 且 TSAT>20%，或者 CHr>29pg 和（或）sTfR/log Ferritin≤2
	应维持 SF 200～500μg/L，TSAT 20%～50%
	肾性贫血治疗期间，应密切监测 ESA/HIF-PHI 及铁剂的不良反应，并给予及时治疗

二、铁剂

1. 口服铁剂和静脉铁剂的选择

元素铁是骨髓成红细胞向成熟红细胞分化过程中合成 Hb 的必要原料物质，纠正铁缺乏是肾性贫血的关键治疗措施。铁剂治疗可

以将机体铁代谢维持在一个合理水平，以确保 ESA 治疗反应性，降低 CKD 贫血导致的不良临床预后，改善患者生存率和生活质量。

铁剂可分为口服铁剂和静脉铁剂，两种类型铁剂的特点见表 3–2[15–19]。

2. 铁缺乏的类型和治疗时机

肾性贫血患者铁剂治疗可遵循如图 3–1 所示的治疗流程，在进行治疗前需先确认其铁缺乏的类型，以确认其铁剂治疗的时机（表 3–3）。

铁状态评估：CKD 患者铁缺乏类型分为绝对铁缺乏和功能性铁缺乏。绝对铁缺乏指机体铁元素储备量绝对减少，主要原因包括铁摄入减少、血液透析患者的透析器和管路中失血等。功能性铁缺乏为铁元素在网状内皮系统滞留，使铁元素利用障碍，肇始因素为炎症、铁调素水平增加等[13]。开始铁剂治疗之前，应首先评价 Hb 水平和铁代谢状态，

表 3-2 口服铁剂和静脉铁剂特点比较

铁剂种类	优点	缺点	适用人群
口服铁剂	• 对机体铁代谢状态的影响更接近于生理状态 • 治疗安全且便捷，发生过敏反应和增加感染风险低 • 无须频繁往返医院就诊	• 纠正贫血速度较慢 • 引起胃肠道不良反应 • 一些药物和食物可降低铁剂吸收和疗效	• 适合于肾性贫血程度较轻及贫血纠正后维持治疗的 CKD 患者 • 非透析 CKD 肾性贫血患者 • 腹膜透析的 CKD 肾性贫血患者
静脉铁剂	• 可高效地升高 Hb 并维持达标水平，同时减少 EPO 剂量和输血需求 • 避免口服铁剂的胃肠道不良反应和口服药物对铁剂吸收的影响	• 过敏反应，严重过敏反应可危及生命 • 持续大剂量静脉铁剂治疗可增加心血管事件和感染风险 • 静脉铁剂不规范应用可造成铁超载，引起肝脏、心脏等重要器官的损害	• 血液透析的 CKD 肾性贫血患者

寻找并处理铁缺乏潜在原因。不同铁缺乏的患者其治疗时机不同。

① 绝对铁缺乏：一般认为非透析患者或腹膜透析患者 SF≤100μg/L 且 TSAT≤20%；血液透析患者 SF≤200μg/L 且 TSAT≤20% 为绝对铁缺乏 [12, 13]。对于绝对铁缺乏患者，无论是否接受 ESA/HIF-PHI 治疗，均应给予铁剂治疗。

② 功能性铁缺乏：如有条件应检测 CHr 和 sTfR/log Ferritin 来诊断功能性铁缺乏。当 CHr <29pg 和（或）sTfR/log Ferritin>2 [14]，提示功能性铁缺乏。如无法进行上述指标检测，对于非透析患者或腹膜透析患者，当 100μg/L<SF <500μg/L 且 TSAT≤20% 时，提示存在功能性铁缺乏。对于血液透析患者，尚无采用 SF 和 TSAT 来诊断功能性铁缺乏的标准；当患者 200μg/L<SF<500μg/L 且 TSAT≤20%，结合临床考虑存在铁利用障碍时，可参考功能性铁缺乏的处理。

	绝对铁缺乏	功能性铁缺乏
铁缺乏类型诊断	• 非透析患者或腹膜透析者：SF≤100μg/L 且 TSAT≤20% • 血液透析患者：SF≤200μg/L 且 TSAT≤20%	• CHr<29pg 和（或）sTfR/log Ferritin>2 • 非透析患者或腹膜透析者：100μg/L<SF<500μg/L 且 TSAT≤20% • 血液透析患者：200μg/L<SF<500μg/L 且 TSAT≤20%
治疗方案	**口服铁剂** • SF、TAST 等铁代谢指标及 Hb 没有达到目标值 • 口服铁剂不能耐受者 → **静脉铁剂**	权衡治疗获益与风险后决定是否给予铁剂治疗 **口服铁剂** • SF、TAST 等铁代谢指标及 Hb 没有达到目标值 • 口服铁剂不能耐受者 → **静脉铁剂**

治疗方案	静脉铁剂	静脉铁剂	可考虑使用 HIF-PHI 治疗
监测指标	Hb、网织红细胞计数、铁代谢指标（详见前述"肾性贫血患者的监测"）		
停药指标	• 静脉铁剂治疗后：若 TSAT≥50% 和（或）SF≥500μg/L，应停止静脉铁剂治疗 • Hb 无升高或无法减少 ESA 剂量，且排除活动性感染及肿瘤等因素影响，满足铁超载标准，停止铁剂治疗		

▲ 图 3-1　铁缺乏治疗流程

表3-3　多项国际临床实践指南推荐铁剂治疗时机

年份	指南	铁剂治疗时间推荐
2012年	肾脏疾病改善全球预后（KDIGO）指南	• CKD患者TSAT≤30%且SF≤500μg/L时，无论是否接受ESA治疗，为提高Hb水平或减少ESA剂量，建议补充铁剂治疗 • CKD贫血患者SF>500μg/L原则上不常规应用静脉铁剂治疗，但当患者排除急性炎症状态等情况，高剂量ESA仍不能改善贫血时，可试用铁剂治疗[21]
2013年	欧洲肾脏最佳临床实践（ERBP）指南	• 在未接受ESA治疗时，对绝对铁缺乏的患者进行铁剂治疗，或者仅在TSAT<25%并且SF<200μg/L（透析患者<300μg/L）给予铁剂治疗 • 对于已经接受ESA治疗的患者，如果TSAT<30%且SF<300μg/L，也建议铁剂治疗 • 血液透析患者SF水平较高但存在ESA低反应性时，如增加ESA剂量的风险大于获益，则可以考虑给予静脉铁剂治疗[22]

（续表）

年　份	指　南	铁剂治疗时间推荐
2015 年	日本透析医学（JSDT）肾性贫血指南	• 对未实施 ESA 和铁剂治疗的 CKD 贫血患者，SF≤50μg/L 时，建议 ESA 治疗前先补充铁剂治疗 • ESA 治疗不能维持 Hb 目标值的患者，同时 SF≤100μg/L 且 TSAT≤20%，也无引起铁利用率低下的病理生理状态，推荐补充铁剂治疗[23]
2015 年	英国国家卫生与临床优化研究所（NICE）指南	• 建议 CKD 贫血患者低色素红细胞百分比（HRC%）>6% 或 CHr<29pg 时，给予铁剂治疗[24]

对于功能性铁缺乏患者，应权衡治疗获益与风险后决定是否给予铁剂治疗。在未接受 ESA 治疗的患者中，补充铁剂可以避免或推迟 ESA 治疗；在 ESA 治疗的患者中，它可以提高 Hb 水平或减少 Hb 达标所需的 ESA 剂量[20]。

由于 HIF-PHI 可增加肠道对铁的吸收、下调铁调素水平、促进肝细胞和巨噬细胞释放铁，从而增加机体可利用铁、改善铁代谢紊乱，故可考虑在此类患者中使用 HIF-PHI 改善铁代谢并纠正贫血。对于长期使用 HIF-PHI 治疗患者，需定期检测铁代谢指标，按需补充铁剂。

3. 不同类型肾性贫血患者的铁剂治疗方案

(1) 非透析和腹膜透析患者：不同于血液透析患者，非透析依赖的 CKD 和腹膜透析患者往往不需要频繁就诊，且此类患者如静脉补铁需要额外开通静脉通路，因此非透析和腹膜透析患者可首选口服铁剂治疗[18]；但在临床实践中应结合患者贫血和铁缺乏严重程度、治疗依从性、耐受性等因素，必要时也可以选择静脉铁剂治疗。

(2) 血液透析患者：血液透析患者因透析造成的铁损失较多，包括透析管路或透析器中的残留血液及血液采样，因此给予静脉铁剂补充可以更有效满足血红蛋白合成的铁需求且改善 ESA 疗效，故推荐血液透析患者常规选择静脉铁剂治疗。不同类型肾性贫血患者铁剂具体使用方法和停药指征参见表 3-4。

4. 口服铁剂的注意事项（表 3-5 和图 3-2）及不良反应的处理方法

口服铁剂的不良反应主要为不同程度的消化道症状，最常见为便秘及恶心，通常比较轻微，因此铁剂应在饭后服用；过敏反应少见，表现为气短、胸痛、血管性水肿和荨麻疹等，严重过敏反应极少见，通常停止口服铁剂、对症处理即可恢复。

5. 静脉铁剂的注意事项（图 3-3）及不良反应的处理方法

任何静脉铁剂都可能出现危及生命的超敏反应，静脉输注铁剂前应常规评估患者是否存在高危因素。

在首次静脉铁剂治疗时，输注的前 60min

表 3-4　铁剂的具体使用方法和停药指征[18]

铁剂种类	使用方案	转换为静脉铁剂的条件	铁剂治疗停止指征
口服铁剂	• 剂量为 150～200mg/d（元素铁），治疗 1～3 个月	• 如果 SF、TAST 等铁代谢指标以及 Hb 没有达到目标值（每周 ESA 100～150U/kg 治疗下） • 口服铁剂不能耐受者	• 铁剂治疗后 Hb 无进一步升高或减少 ESA 剂量的需求，且排除活动性感染及肿瘤等因素影响，满足以下任何一项铁超载标准应停止铁剂治疗：SF>800μg/L 和（或）TSAT>50%；低色素红细胞百分比（HRC%）<10%和（或）CHr>33pg，或 sTfR<1000μg/L
静脉铁剂	• 周期性静脉铁剂：采用单次大剂量或多次小剂量静脉铁剂的补充方式，每疗程补充静脉铁剂总量为 1000mg，治疗后若 TSAT≤30% 和 SF≤500μg/L，可重复上述疗程[2]	—	

（续表）

铁剂种类	使用方案	转换为静脉铁剂的条件	铁剂治疗停止指征
静脉铁剂	• 初始治疗阶段：每月800～1000mg，1次或多次静脉滴注；若SF<500μg/L和TAST<30%，可重复治疗1个疗程 • 维持治疗阶段：每1～2周100mg • 青壮年血液透析患者：常规选择静脉铁剂治疗，建议可选择高剂量低频次静脉铁剂治疗。每月400mg，但应避免SF≥700μg/L且TSAT≥40%		• 静脉铁剂治疗后：若TSAT≥50%和（或）SF≥500μg/L，应停止静脉铁剂治疗，可改为口服补铁；SF≥800μg/L，应停止铁剂治疗

（续表）

铁剂种类	使用方案	转换为静脉铁剂的条件	铁剂治疗停止指征
静脉铁剂	• 老年血液透析患者：尽量避免高剂量静脉铁剂冲击治疗。在血液透析结束后给予静脉铁剂40~50mg/次，兼顾基线Hb水平，给药频率为每周1次，连续3个月；或者连续每次透析1次，累计13次 • 对于合并心力衰竭（HFrEF）且铁缺乏的患者，静脉补充铁剂有助于改善活动耐力和生活质量		

表3-5 口服铁剂注意事项

注意事项	
口服铁剂	• 餐后服用，以减轻对胃肠道刺激作用
	• 避免与降低胃液酸度的药物同时服用，以免降低口服铁剂的吸收，包括碳酸氢钠、氢氧化铝等碱性药物，以及抑制胃酸分泌的质子泵抑制药和 H_2 受体拮抗药
	• 铁剂不宜与以下药物合用：四环素、氯霉素；含雄黄的中成药，如六神丸、清热解毒丸等；含石膏、明矾、滑石的中成药，如牛黄上清丸、明目上清丸等
	• 避免与影响铁剂吸收的食物或饮料同时服用，包括富含鞣酸的茶叶，含钙、磷丰富的食物（如牛奶、花生仁等）

应对患者进行生命体征监护，同时需配备必要的急救药品。此外，由于未与转铁蛋白结合的游离铁可增加铁剂输注不良反应的风险，建议单次透析静脉输注葡萄糖酸铁或蔗糖铁剂量分别不超过125mg或200mg。

口服铁剂注意事项

 • 餐后服用

 • 降低胃液酸度的药物：碳酸氢钠、氢氧化铝等碱性药物，以及抑制胃酸分泌的质子泵抑制药和 H_2 受体拮抗药类药物
• 四环素、氯霉素
• 含雄黄的中成药：六神丸、清热解毒丸等
• 含石膏、明矾、滑石的中成药：牛黄上清丸、明目上清丸等

 • 富含鞣酸的茶叶
• 含钙、磷丰富的食物，如牛奶、花生仁等

▲ 图 3-2　口服铁剂注意事项

静脉铁剂注意事项

• 静脉输注前评估患者是否存在高危因素

• 输注前 60min 进行生命体征监护，配备必要的急救药品

• 单次透析静脉输注葡萄糖酸铁或蔗糖铁剂量分别不超过 125mg 或 200mg

 • 存在全身活动性感染的 CKD 贫血患者，应避免静脉铁剂治疗

▲ 图 3-3　静脉铁剂注意事项

存在全身活动性感染的CKD贫血患者，应避免静脉铁剂治疗。过度静脉铁剂输注，可引起氧化应激损伤和机体铁超载，导致肝脏、心脏、脾脏等重要脏器损害，因此在铁剂治疗过程中，应动态监测铁代谢指标，避免过度铁剂治疗的作用。

静脉铁剂输注过程中出现的不良反应和处理见图3-4。

三、ESA

ESA治疗的目的是补充CKD患者的绝对或相对EPO不足。CKD患者的贫血病因多样，只有排除其他贫血原因后诊断为肾性贫血的CKD患者，才适用ESA治疗。

目前国内外临床主要使用EPO的类似物，包括第一代短效ESA重组人红细胞生成素（epoetin，EPO）及第二代长效ESA达依泊汀α（Dar-bepoetin-α，DPO），它们均能明显减

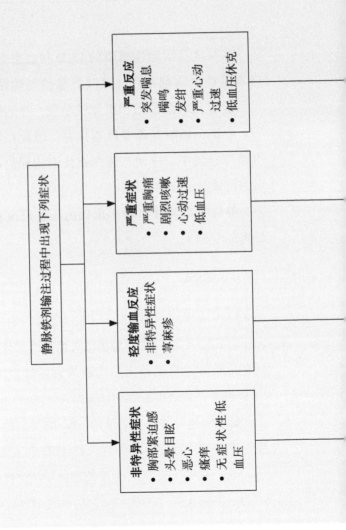

静脉铁剂输注过程中出现下列症状

非特异性症状
- 胸部紧迫感
- 头晕目眩
- 恶心
- 瘙痒
- 无症状性低血压

轻度输血反应
- 非特异性症状
- 荨麻疹

严重症状
- 严重胸痛
- 剧烈咳嗽
- 心动过速
- 低血压

严重反应
- 突发喘息
- 喘鸣
- 发绀
- 严重心动过速
- 低血压休克

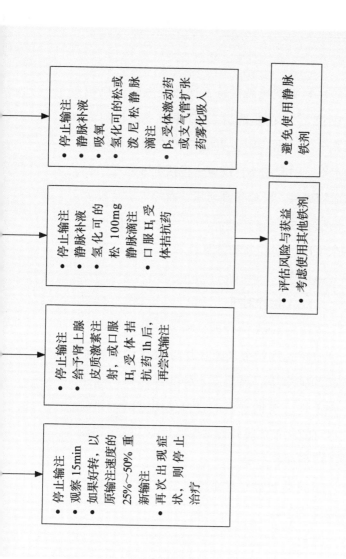

- 停止输注
- 观察 15min，如果好转，以原输注速度的 25%~50% 重新输注
- 再次出现症状，则停止治疗

- 停止输注
- 给予肾上腺皮质激素注射，或口服 H₁ 受体拮抗药 1h 后，再尝试输注

- 停止输注
- 静脉补液
- 氢化可的松 100mg 静脉滴注
- 口服 H₁ 受体拮抗药

- 停止输注
- 静脉补液
- 吸氧
- 氢化可的松或泼尼松松静脉滴注
- β₂ 受体激动药或支气管扩张药雾化吸入

- 评估风险与获益
- 考虑使用其他铁剂

- 避免使用静脉铁剂

图 3-4　静脉铁剂输注过程中出现的不良反应和处理流程

少慢性肾脏病患者的输血次数及减轻贫血相关症状[1-9]。在非透析 CKD 患者中，目前尚无充分的证据表明各类型 ESA 在提高血红蛋白水平、引起的不良反应（包括全因死亡、心脑血管事件、肿瘤、高血压、血栓等）及改善生活质量方面存在差异[25-27]。建议根据患者临床情况、耐受性和依从性、Hb 波动情况选择 ESA 种类。

1. ESA 治疗时机

在使用 ESA 治疗前，需要权衡减少输血及贫血相关症状带来的获益与 ESA 治疗可能引起的脑卒中、高血压、肿瘤等风险，既往存在上述病史的患者应谨慎使用 ESA。并需要尽可能纠正加重肾性贫血的危险因素（如铁缺乏或炎症状态等）。

不同类型肾性贫血患者 ESA 治疗时机推荐参见表 3-6。

表 3-6　ESA 治疗时机推荐

治疗时机	非透析肾性贫血患者	纠正绝对铁缺乏后 Hb<100g/L 的患者，给予 ESA 治疗
		不建议 Hb≥100g/L 的非透析 CKD 患者使用 ESA 治疗
		高剂量 ESA 增加心血管事件、死亡及肿瘤复发的风险，Hb≥90g/L 的合并心力衰竭 CKD 患者不建议使用 ESA 治疗
	接受血液透析的肾性贫血患者	尽量避免血液透析患者 Hb<90g/L 时才开始使用 ESA 治疗，为提高 Hb>100g/L 部分患者的生活质量，可给予个体化 ESA 治疗
		血液透析患者 Hb 应在 90～100g/L 时开始 ESA 治疗，以避免 Hb 降至 90g/L 以下[2]

2. ESA 治疗方案（表 3-7）的制订，以及起始和维持阶段的注意事项

(1) 起始给药方案（图 3-5）：ESA 的使用剂量和治疗阶段有关，需要根据 Hb 水平及其变化进行个性化的调整，避免 Hb 波动过大。

ESA 治疗时机

权衡减少输血及贫血相关症状带来的获益与 ESA 治疗可能引起的脑卒中、高血压、肿瘤等风险

非透析和腹膜透析肾性贫血患者

- 纠正绝对铁缺乏后 Hb <100g/L 给予治疗
- 建议皮下注射给药

血液透析肾性贫血患者

- Hb 在 90～100g/L 给予治疗
- 建议静脉或皮下注射给药

起始剂量

- rHuEPO：每周 50～150U/kg，分 1～3 次给药
- 达依泊汀 α：0.45μg/kg，每 1～2 周给药 1 次

方案调整

初始阶段

- 每月 Hb 增长速度＞20g/L，减少 ESA 剂量的 25%～50%
- 每月 Hb 增长速度＜10g/L，rHuEPO 每次增加 20U/kg，每周 3 次，或调整 ESA 剂量为每次 10 000U，每 2 周 3 次

维持阶段

剂量调整时 Hb 水平（g/L）	
115	• ESA 剂量减少 25%
130	• 应暂停 ESA 治疗，检测 Hb 变化 • 当 Hb 开始下降时将 ESA 剂量降低约 25% 后重新给药
目标值	• 减少 ESA 剂量

▲ 图 3-5 ESA 治疗时机

表 3-7　ESA 具体用药方案

起始给药剂量	• rHuEPO：每周 50~150U/kg，分 1~3 次给药 • 达依泊汀 α：0.45μg/kg，每 1~2 周给药 1 次	
	Hb 增长速度控制在每月 10~20g/L	
给药方式	非透析和腹膜透析患者	皮下注射给药，特殊情况下也可以选择静脉给药
	规律血液透析治疗患者	建议静脉或皮下注射给药

在起始治疗阶段，需要根据 CKD 患者 Hb 水平和临床情况选择 ESA 种类，并决定 ESA 起始剂量，对于初始 Hb 偏高的患者，应降低 ESA 起始剂量；对于既往患有脑血管病、血栓栓塞、癫痫或高血压的患者，ESA 起始剂量应在较低范围内。

(2) 剂量调整方案：ESA 剂量调整的频率取决于初始治疗期间 Hb 浓度的上升速率及维持治疗期间 Hb 浓度的稳定性，ESA 剂量调整最小间隔一般为 2 周。Hb 增长速度随着个体对 ESA 反应性而变化。严重感染或手术等可能影响 ESA 反应性，需根据患者的临床状况重新调整 ESA 剂量。

Hb 变异度是慢性肾脏病患者死亡的独立危险因素，其增长速度随着个体对 ESA 反应性而变化，因此应密切监测 Hb 变化，个体化调整 ESA 剂量，其剂量调整方案见表 3-8。

除表 3-8 所列情况外，还需特殊关注 ESA 低反应性时的处理，需要重新评估贫血的加重因素，调整 ESA 剂量。ESA 低反应性可分为初始治疗低反应性和获得性 ESA 低反应性，其中基于体重计算的合适剂量 ESA 治疗 1 个月后，Hb 较基线值未增加定义为 ESA 初始治疗低反应性；为维持 Hb 稳定需要 2 次增加 ESA 剂量且增加的剂量超过稳定剂量的 50% 定义为获得性 ESA 低反应，详细处理建议见第 4 章（ESA 治疗低反应及处理）。

表3-8　ESA用药具体调整方案

治疗阶段	推荐的调整方案
初始治疗阶段（贫血纠正阶段）	• 每月Hb增长速度>20g/L：减少ESA剂量的25%～50%
	• 每月Hb增长速度<10g/L：将rHuEPO的剂量每次增加20U/kg，每周3次，或调整ESA剂量为每次10 000U，每2周3次
维持治疗阶段	• Hb达到115g/L时：将ESA剂量减少25%
	• 当Hb升高且接近130g/L：暂停ESA治疗，并监测Hb变化
	• 当Hb开始下降时：将ESA剂量降低约25%后重新给药
	• Hb达到目标值：减少ESA剂量而非停用ESA，除非出现明显的严重不良反应
	• 疑似或诊断抗EPO抗体诱导的纯红细胞再生障碍性贫血（PRCA）患者停止ESA治疗

3. 应用 ESA 的注意事项及不良反应的处理

(1) 注意事项：既往合并脑卒中的患者慎用 ESA。

高剂量 ESA 增加心血管事件、死亡及肿瘤复发的风险，Hb≥90g/L 合并心力衰竭 CKD 患者不建议使用 ESA 治疗。

既往存在恶性肿瘤病史或有活动性肿瘤的 CKD 患者，应以最小的 ESA 剂量进行治疗以控制症状，Hb 靶目标＜100g/L。

(2) 不良反应及处理：ESA 常见不良反应包括高血压、低血压、非心源性胸痛、头痛、头晕、脑卒中、癫痫、咳嗽、呼吸困难、上呼吸道感染、肺炎、恶心、呕吐、腹泻、便秘、背部疼痛、肢体疼痛、肌肉痉挛、血管通路血栓形成、脓毒血症、鼻咽炎、外周水肿等[28-31]。

① 高血压：初始 ESA 治疗的患者，可给予降压药物治疗，一般不需要停用 ESA 治疗；

而难治性高血压需 ESA 减量或停药，难治性高血压患者血压控制在 160/100mmHg 以下后，可给予推荐范围内最小剂量 ESA 治疗，并控制 Hb 上升速度不超过每 2 周 10g/L[32,33]。

② 肌痛及输液样反应：通常发生在应用 rHuEPO 1～2h 后，出现肌痛、骨骼疼痛、低热、出汗等症状，可持续 12h，2 周后可自行消失，症状较重者可给予非类固醇类抗炎药治疗[34]。

③ 癫痫：ESA 治疗早期癫痫发生风险可能增加，多伴有难以控制的高血压和 Hb 快速上升，因此开始治疗后数月内应监测有无新发惊厥发作、先兆症状、惊厥发作频率或严重程度的增加[35]。

④ 严重皮肤反应和过敏反应：包括多形性红斑、Stevens-Johnson 综合征、中毒性表皮坏死松解症、血管性水肿、支气管痉挛、皮疹及荨麻疹等。发生上述情况应立即停用

ESA，必要时予以抗过敏及支持治疗。为避免过敏性休克的发生，用药前需充分问诊。必要时可在首次治疗或停用后恢复治疗前先行少量皮下注射，确定无异常反应后再给予全量药物[36-38]。

⑤ 抗 EPO 抗体介导的 PRCA：由 ESA 治疗引发的抗 EPO 抗体介导的 PRCA 是一种罕见但严重的并发症，发生率为（0.02～0.03）/10 000 患者·年，至少在 ESA 治疗后 3 周发生，通常发生在 ESA 治疗 6～8 个月后。

抗 EPO 抗体介导的 PRCA 的处理包括两方面。第一，疑似或确诊抗 EPO 抗体介导的 PRCA 患者应停止 ESA 治疗，且由于抗体可能发生交叉反应，不能转换成另一种 ESA 治疗。第二，抗 EPO 抗体介导的 PRCA 最有效的治疗是肾移植，其次是免疫抑制治疗；可试用大剂量静脉丙种球蛋白或血浆置换治疗[39,40]；也可试用 HIF-PHI 治疗。

四、低氧诱导因子脯氨酰羟化酶抑制药（HIF-PHI）

1. HIF-PHI

低氧诱导因子脯氨酰羟化酶抑制药（hypoxia-inducible factor prolyl hydroxylase inhibitors，HIF-PHI）是一种新型的治疗肾性贫血的小分子口服药物，罗沙司他是目前国内唯一被批准上市的 HIF-PHI 类药物，可促进生理范围内 EPO 生成，同时下调铁调素水平，增加机体对铁的吸收、转运和利用，减少铁剂用量，在非透析与透析 CKD 患者中有效治疗肾性贫血[41, 42]。口服治疗可增加非透析 CKD 患者和腹膜透析患者治疗便利性。罗沙司他间歇性给药方式可以长期维持治疗效果，为肾性贫血患者提供了一种全新的治疗选择。

2. HIF-PHI 的治疗时机（图 3-6）

需要权衡减少输血及贫血相关症状带来

的获益与 HIF-PHI 治疗相关血栓事件、惊厥发作等风险。患者 Hb＜100g/L，可考虑给予 HIF-PHI 治疗。治疗期间定期评估高血压、高血钾症、心血管事件等临床事件。

3. HIF-PHI 治疗方案的制订及剂量调整

(1) 治疗靶目标：HIF-PHI 治疗的 Hb 靶目标参考 ESA，维持 Hb≥110g/L，但不超过 130g/L。

HIF-PHI 类药物是在生理范围内提高 EPO 水平，不存在大剂量 ESA 时体内 EPO 水平的过度升高。因此，HIF-PHI 治疗肾性贫血的 Hb 靶目标能否提高以获得进一步的获益还有待于深入研究。

(2) 起始剂量：罗沙司他起始剂量按照患者体重，并结合患者既往使用 ESA 剂量及基础 Hb 水平、铁代谢等多种因素确定。

目前说明书推荐透析患者为每次 100mg（＜60kg 体重）或 120mg（≥60kg 体重），非透析患者为每次 70mg（＜60kg 体重）或

HIF-PHI 治疗时机

患者 Hb<100g/L，可考虑给予 HIF-PHI 治疗

维持 Hb≥110g/L，但不超过 130g/L

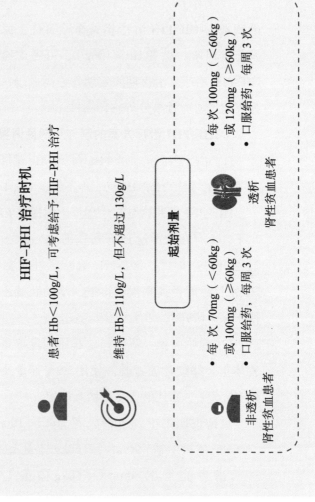

起始剂量

非透析
肾性贫血患者
- 每次 70mg（<60kg）
  或 100mg（≥60kg）
- 口服给药，每周 3 次

透析
肾性贫血患者
- 每次 100mg（<60kg）
  或 120mg（≥60kg）
- 口服给药，每周 3 次

过去 4 周 Hb 变化 (g/L)	剂量调整时 Hb 水平 (g/L)			
	<105	105~120	120~130	≥130
<-10	+	+	无变化	• 暂停给药，监测 Hb
-10~10	+	无变化	-	• 当 Hb<120g/L，降低一个剂量阶梯，恢复给药
>10	无变化	-	-	

▲ 图 3-6 **HIF-PHI** 治疗时机

方案调整

100mg（≥60kg 体重），口服给药，每周 3 次。然而，罗沙司他治疗肾性贫血患者的全球 3 期临床试验项目结果显示，罗沙司他虽疗效显著，但需要注意治疗初始阶段 Hb 过度矫正 /超窗[43] 的问题，因此需要结合患者体重、既往使用 ESA 剂量及基础 Hb 值、铁代谢及营养状态等多种因素，可考虑以较小的起始剂量开始使用。目前国内有 2 项正在进行的研究[44, 45]，探索罗沙司他降低起始剂量用于透析和非透析的肾性贫血患者，待研究结果发表后将为罗沙司他的起始剂量选择提供更多临床依据。

(3) Hb 监测及剂量调整：罗沙司他治疗期间应定期监测 Hb，根据 Hb 水平调整剂量，维持 Hb 稳定在靶目标范围内。初始治疗时应每 2 周监测 1 次 Hb，直至其达到稳定后，每 4 周监测 1 次 Hb。

原则上，如有必要可 4 周进行一次剂量调整，依据为患者当前的 Hb 水平及过去 4 周内 Hb 的变化（表 3–9）。如出现患者 Hb 在 2 周内增加＞20g/L 且 Hb＞90g/L，则需立即降低一个剂量阶梯。

剂量阶梯包括 20mg、40mg、50mg、70mg、100mg、120mg、150mg、200mg；建议最大剂量为 2.5mg/kg。

表 3–9　罗沙司他剂量调整方案

过去 4 周 Hb 变化（g/L）	剂量调整时 Hb 水平（g/L）			
	＜ 105	105～120	120～130	≥ 130
＜–10	增加	增加	无变化	暂停给药，监测 Hb；当 Hb＜120g/L，降低一个剂量阶梯，恢复给药
–10～10	增加	无变化	降低	
＞10	无变化	降低	降低	

4. HIF-PHI 治疗期间铁剂的使用

在初始使用罗沙司他治疗之前，需评估

铁代谢状态，并且罗沙司他可降低铁调素与铁蛋白水平，升高转铁蛋白与 TIBC [41, 46, 47]，从而增加铁利用而降低铁储备。

目前认为，CKD 透析前和腹膜透析患者 SF＜100μg/L 和（或）TSAT＜20%；血液透析患者 SF＜200μg/L 和（或）TSAT＜20% 时应联合补铁治疗。可首选口服铁剂，因口服铁剂与静脉铁剂可达到相似疗效 [41, 46, 47]，当口服铁剂不能耐受时可考虑静脉补铁治疗。

对于起始治疗阶段的患者应定期监测铁指标，建议检测频率至少每月检测 1 次；而对于维持治疗阶段或 Hb 较为稳定的，建议至少每 3 个月检测 1 次。检查结果提示绝对性铁缺乏时，应及时补充铁剂。

5. HIF-PHI 使用注意事项及不良反应的处理

(1) 注意事项

① 在 CKD 患者中，建议 Hb 水平稳定在

靶目标内。过高 Hb 水平可能增加血栓栓塞、血管通路血栓形成的风险。

② 轻度肝功能损害患者（Child-Pugh A 级）无须调整起始剂量。在中度或重度肝功能损害的患者（Child-Pugh B 级或 C 级）中需密切监测肝功能，并且适当减少罗沙司他的起始剂量。

③ 罗沙司他不应与 ESA 同时使用。

④ 运动员慎用。

⑤ 孕妇与哺乳期女性禁用罗沙司他。65 岁以上患者无须调整起始剂量，18 岁以下患者中使用罗沙司他的安全性和有效性尚未确立。

⑥ 合并用药。罗沙司他可导致他汀类药物曲线下面积（AUC）和峰浓度（Cmax）增加；合并用药时应考虑减少他汀类药物剂量并监测其不良反应。

碳酸司维拉姆、醋酸钙、口服铁剂或其

他含多价阳离子药物及矿物质补充剂和罗沙司他的服用前后间隔至少 1h（碳酸镧除外）。

OAT1/OAT3 抑制药（如丙磺舒、特里氟胺）、UGT 抑制 / 诱导药（如丙戊酸、利福平）、OATP1B1 抑制药（如吉非罗齐、环孢素）、CYP2C8 抑制 / 诱导药（如氯吡格雷、利福平）可导致罗沙司他的 AUC 和 Cmax 增加，联合用药时需要减少罗沙司他的用药剂量。

未发现罗沙司他和质子泵抑制药（如奥美拉唑）合用存在互相作用。

体外试验提示罗沙司他没有 CYP 酶诱导作用，与安非他酮、华法林等合用时应无明显相互影响。

(2) 不良反应：基于目前临床研究结果，罗沙司他常见的不良反应包括高血压、乏力、恶心、呕吐、外周水肿、食欲下降、肌肉疲劳、肌痛、皮疹等，此外还观察到血管通路血栓形成、惊厥发作、深静脉血栓形成[1, 48]。

① 高血压：罗沙司他引发高血压的药理机制尚不清楚。罗沙司他是否与 ESA 一样，通过升高红细胞、改善末梢小动脉缺氧而增加血管收缩，引发血压升高还有待进一步研究。因此，罗沙司他治疗前、治疗开始和治疗期间应对血压进行监测，必要时需考虑调整降压治疗方案。

② 高钾血症：罗沙司他治疗期间高钾血症的发生机制尚不明确。但建议 HIF-PHI 类药物治疗期间定期检测血钾水平，必要时需考虑降钾药物治疗。

③ 严重感染：活动性重度或严重感染者，需要在仔细评估风险 / 获益后，在积极抗感染治疗同时谨慎使用。治疗时应监测患者感染相关症状和体征，对疑似感染者应立即进行评估和治疗。

④ 血栓形成：治疗前需要评估患者血栓形成的风险，治疗过程中需要及时监测 Hb 水

平，并相应调整药物剂量，避免因 Hb 水平过高、Hb 上升过快或波动过大而导致的深静脉血栓形成、血管通路血栓风险增加。对于已出现血栓的患者，应及时进行抗血栓治疗。

⑤ 惊厥发作：开始治疗后数月内应监测有无惊厥发作先兆神经症状，尤其对于有惊厥发作史的患者，更需密切观察是否出现先兆症状、频率及程度加重者。

⑥ 低血压：在我国罗沙司他Ⅲ期临床试验中，罗沙司他治疗期间透析患者低血压发生率为 4.9%。但与对照组相比，罗沙司他对透析和非透析患者的血压影响无统计学差异。尽管如此，罗沙司他治疗期间仍应对血压进行密切监测。

第4章 特殊人群

一、ESA治疗低反应及处理

由于铁利用障碍、慢性炎症、营养不良等因素的影响，存在10%～20%的患者出现促红细胞生成素低反应[49]。ESA低反应的患者缺乏有效的临床治疗手段，只能通过增加ESA的剂量及补充额外的静脉铁剂，甚至输血来改善贫血，而长期大剂量注射ESA和铁过载又会给患者带来一系列心血管风险，因此需要特别关注此类人群。对于ESA治疗低反应的患者需首先对病因进行排查和诊断，并针对性给予处理或治疗，其处理流程可见图4-1所示。

病因排查		处理原则
ESA相关	● ESA 运输／保存规范性	● 评估 ESA 冷链运输和保存的规范性
	● ESA 种类	● 种类调整：酌情考虑换用 rHuEPO-β 注射液
	● ESA 剂量	● 剂量调整：最大剂量不应高于起始剂量或稳定剂量（基于体重计算）的 2 倍
营养代谢	● 铁状态、叶酸、维生素 B_{12} 等	● 纠正营养缺乏
		● 考虑换用罗沙司他 ● 老年患者若无肾移植计划，可以酌情放宽输血标准

伴随疾病及合并用药		
合并炎性疾病、慢性失血、甲状旁腺功能亢进、纤维性骨炎、铝中毒、Hb病、恶性肿瘤、溶血、透析不充分、脾功能亢进等	• 处理病因	• 考虑换用罗沙司他 • 老年患者若无肾移植计划，可以酌情放宽输血标准
应用血管紧张素转化酶抑制药（ACEI）或血管紧张素Ⅱ受体拮抗药（ARB）等	• 权衡总体获益，必要时调整用药方案	
抗EPO抗体诱导的PRCA	• 疑似或诊断抗EPO抗体诱导的纯红细胞再生障碍性贫血（PRCA）患者停止ESA治疗	

▲ 图 4-1 ESA 低反应处理

1. ESA 低反应的定义

基于体重计算的合适剂量 ESA 治疗 1 个月后，Hb 较基线值未增加定义为 ESA 初始治疗低反应性；为维持 Hb 稳定需要 2 次增加 ESA 剂量且增加的剂量超过稳定剂量的 50% 定义为获得性 ESA 低反应。

2. ESA 低反应性的病因

最常见病因为铁缺乏，其他病因包括合并炎性疾病、慢性失血、甲状旁腺功能亢进、纤维性骨炎、铝中毒、血红蛋白病、恶性肿瘤、营养不良、溶血、透析不充分、应用血管紧张素转化酶抑制药（ACEI）或血管紧张素 Ⅱ 受体拮抗药（ARB）、脾功能亢进、rHuEPO 抗体介导的 PRCA、左卡尼汀缺乏等情况。

3. ESA 低反应的处理

对 ESA 治疗低反应的患者不应简单增加 ESA 剂量，需要首先对病因进行排查和诊断，并针对性给予处理或治疗[50]。

(1) 纠正铁缺乏。依据铁状态评估结果，对于存在绝对铁缺乏的患者，静脉或口服铁剂治疗，具体治疗详见前述"铁剂治疗"；对于 SF 500～800μg/L、存在功能性铁缺乏的患者，可尝试罗沙司他治疗，通过下调铁调素，提高铁剂的利用（见第3章罗沙司他治疗）。

(2) 对于处理和治疗病因疾病后仍存在 ESA 低反应性的患者，建议采用个体化方案进行治疗，并评估 Hb 下降、继续 ESA 治疗和输血治疗的风险。

(3) ESA 治疗初始和获得性治疗反应低下的患者，最大剂量不应高于起始剂量或稳定剂量（基于体重计算）的2倍。

(4) 评估 ESA 冷链运输和保存的规范性。rHuEPO-β 注射液（罗可曼）的说明书建议储存于2～8℃。运输时冷藏温度如遭间断，时间不可超过5d 及温度不可超过25℃。而大多数 ESA 建议2～8℃保存，不允许冷链中断，或未提及运输时冷藏温度如遭间断的时间和温度的安全范围。

(5) 酌情纠正左卡尼汀缺乏。左卡尼汀可以改善 EPO 抵抗，使透析患者贫血治疗额外获益。

(6) 老年 CKD 患者存在 ESA 抵抗、无肾移植计划者，可以放宽输血标准[2]，Hb<70g/L 且合并贫血症状及血流动力学不稳定的患者需要考虑输血。有基础心血管疾病和需要大手术的患者，输血指征可提高至 Hb<80g/L。

(7) 酌情考虑罗沙司他治疗。有 III 期临床研究证实，与 ESA 比较，罗沙司他可以以较小的剂量变化来更显著提升微炎症组患者 Hb 水平[46, 47, 51]。国内临床研究显示，对于接受稳定剂量 ESA 治疗但基线 Hb<100g/L 的 ESA 低反应患者，在罗沙司他治疗 26 周后，83.3% 患者的 Hb>110g/L[48]。

(8) 酌情考虑换用 rHuEPO-β 注射液。

rHuEPO-α 和 rHuEPO-β 均能有效促进红细胞的生成，但两者也存在一些细微的差异。以 rHuEPO-β（罗可曼）为例，在生物学特征中罗可曼的基本异构体的比例更高，并显示出更高的生物活性。

(9) 疑似或诊断抗 EPO 抗体诱导的纯红细胞再生障碍性贫血（PRCA）患者停止 ESA 治疗。

二、合并糖尿病的特点、诊断及治疗

贫血不仅是加速糖尿病患者病情进展的独立因素，也是诱发心血管疾病、糖尿病视网膜病变的重要危险因素，可加重糖尿病神经病变和糖尿病足，降低患者生活质量[1]。对糖尿病患者合并肾性贫血需早期识别并及时治疗以降低病死率。与其他 CKD 患者比较，糖尿病肾病患者贫血不仅发生早，而且程度重，其发病机制见图 4–2。

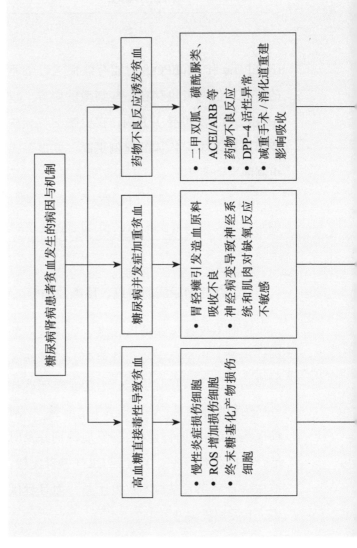

糖尿病肾病患者贫血发生的病因与机制

高血糖直接毒性导致贫血
- 慢性炎症损伤细胞
- ROS 增加损伤细胞
- 终末糖基化产物损伤细胞

糖尿病并发症诱发加重贫血
- 胃轻瘫引发造血原料吸收不良
- 神经病变导致神经系统和肌肉对缺氧反应不敏感

药物不良反应诱发贫血
- 二甲双胍、磺酰脲类、ACEI/ARB 等
- 药物不良反应
- DPP-4 活性异常
- 减重手术/消化道重建影响吸收

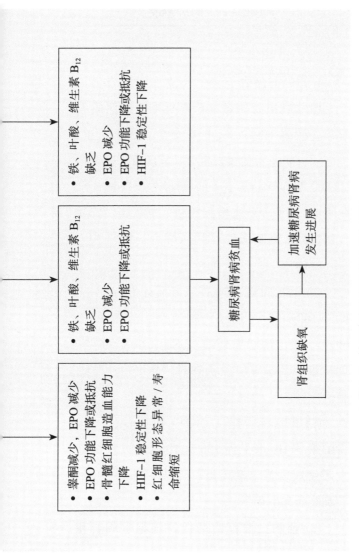

▲ 图 4-2 糖尿病患者肾性贫血发生机制

1.诊断与评估

糖尿病患者的贫血诊断标准可参照成人标准：男性 Hb＜130g/L 或女性 Hb＜120g/L。糖尿病肾病患者贫血发生早、程度重，建议在 CKD 2 期即开始筛查 Hb，评估铁、叶酸、维生素 B_{12} 等营养状态指标及 SF、转铁蛋白等铁代谢指标，发现异常立即启动贫血治疗[52-54]。

2. 治疗

(1) 治疗时机：DKD 患者血红蛋白（Hb）低于 100g/L 时可启动药物治疗。当 Hb 低于 60g/L，或出现心力衰竭、炎症，以及急需有创检查、手术等应急状态时，建议输注红细胞治疗[55]。

(2) 靶目标：建议 CKD（包括 DKD）患者的最佳 Hb 水平为 100～110g/L，以获得最大限度地改善生活质量，降低发病率，改善心脏健康和生存[55]。

(3) 药物：推荐使用促红细胞生成素和

（或）铁剂等治疗，或低氧诱导因子脯氨酰羟化酶抑制药[55]。

三、老年肾性贫血的特殊性及治疗注意事项

1. 诊断与评估

老年人是贫血的高发人群。老年 CKD 贫血缺少明确定义，目前采用的诊断标准参照成人标准：男性 Hb＜130g/L 或女性 Hb＜120g/L。

老年 CKD 贫血主要原因为肾性贫血，但需要排除营养性贫血、失血、溶血和其他疾病引发的贫血，常见病因包括营养不良（缺乏铁、叶酸、维生素 B_{12}、其他维生素和微量元素）、消化道慢性失血（萎缩性胃炎、胃溃疡、炎症性肠病、消化道肿瘤、非甾体抗炎药、抗凝药物等）、慢性炎症（关节炎、类风湿）、骨髓造血功能下降、性激素（睾酮和雌激素）分泌减少导致铁调素增加等[56]。

老年患者血清铁蛋白（SF）水平正常并不一定能排除铁缺乏，因为 SF 随着年龄增长而生理性上升。血清 sTfR 是功能性铁状态的一项特异性检测指标，不受年龄因素的影响，但目前缺少正常参考值。

2. 治疗

老年肾性贫血的 Hb 治疗靶目标尚不清楚，治疗时机、用药策略等均可参照成人标准。

(1) 治疗时机：Hb<100g/L 需要进行治疗。对于合并心力衰竭的老年患者，Hb≥90g/L 时，不建议使用 ESA。目前有单中心观察性研究提示 HIF-PHI 可有效安全地用于合并心力衰竭的老年 CKD 贫血人群的治疗，但仍需进一步更大样本量的研究来验证这一结果。

(2) 靶目标：Hb 110～130g/L，需要以患者为中心进行个体化处理。

(3) 药物：可考虑使用的药物包括铁剂、ESA、HIF-PHI。

每周 ESA 剂量 /Hb 比值升高和铁负荷过多均增加老年 CKD 患者的不良事件，使用铁剂之前需要评估 SF、TSAT、铁调素等铁代谢指标。对口服铁剂不耐受、吸收差或者存在胃肠道失血患者需要应用静脉铁剂。

老年肾性贫血发生 ESA 低反应率高，这与营养不良、炎症、铁缺乏、合并用药有关。检测 CRP、红细胞沉降率（ESR）、IL-6、纤维蛋白原等指标，可帮助评估其炎症状态，指导用药。合并炎症状态的患者，排除活动性感染后可考虑使用罗沙司他治疗。存在 ESA 抵抗且无肾移植计划者，若合并下列情况可以放宽输血标准：① $Hb < 70g/L$ 且合并贫血症状及血流动力学不稳定；② $Hb < 80g/L$，同时伴有基础心血管疾病且需要大手术[1]。

四、儿童肾性贫血的诊断、指标监测及治疗

贫血是 CKD 患儿常见并发症，与儿童智力发育和体格发育迟滞、心血管并发症、住院率和死亡率增加密切相关。对儿童肾性贫血的管理是 CKD 一体化治疗的重要组成部分，具有非常重要的临床意义，且其诊断和治疗与成人略有不同。

1. 诊断与评估

儿童肾性贫血的诊断标准随年龄的不同而不同。Hb 水平参照 2008 年 WHO 颁布的儿童贫血标准，具体见表 4-1[57]。

儿童肾性贫血的诊断流程及检测项目与成人一致，除外营养不良性贫血、溶血性贫血、出血性贫血及血液系统疾病等，才能诊断肾性贫血；并应进一步评估是否存在加重肾性贫血的危险因素。

表 4-1　**WHO 儿童贫血诊断标准**

年　龄	诊断标准
0.5—5.0 岁	Hb<110g/L
5.0—12.0 岁	Hb<115g/L
12.0—15.0 岁	Hb<120g/L
15.0 岁以上	男性 Hb<130g/L，女性 Hb<120g/L

儿童肾性贫血同样应定期监测血常规、网织红细胞和铁代谢指标，具体指标同成人。Hb 检测频率建议依据有无贫血史、CKD 分期及是否行腹膜透析或血液透析治疗（表 4-2）。

2. 治疗

(1) 治疗时机：儿童肾性贫血的治疗时机和成人有所不同。建议起始治疗时机为 Hb<110g/L，要早于成人 CKD 患者。

(2) 靶目标：建议靶目标低限为 Hb 正常值下限（110g/L），上限为 120～130g/L。

表 4-2　　儿童肾性贫血患者 Hb 检测频率 [57, 58]

CKD 分期	Hb 检测频率	
	贫血史（-）	贫血史（+）
CKD 1 期	至少每年 1 次	至少每年 1 次
CKD 2 期	至少每年 1 次	至少每年 1 次
CKD 3 期	至少每 6～12 个月 1 次	至少每 3 个月 1 次
CKD 4 期	至少每 3～6 个月 1 次	至少每 3 个月 1 次
CKD 5 期 非透析	至少每 3～6 个月 1 次	至少每 3 个月 1 次
CKD 5 期 腹膜透析	至少每 3 个月 1 次	至少每 3 个月 1 次
CKD 5 期 血液透析	至少每 3 个月 1 次	至少每 1 个月 1 次

（3）治疗方案：推荐使用包括铁剂、ESA 治疗和输血治疗，罗沙司他未在中国获批用于 18 岁以下患儿。

① 铁剂：非透析和腹膜透析的 CKD 贫

血患儿优先选择口服铁剂。对于贫血较严重、口服铁剂治疗反应不佳或不耐受、已建立静脉通路及已接受 ESA 治疗的患儿，可选择静脉铁剂治疗。如果使用静脉铁剂，一般采用大剂量、低频次的治疗方式，同时也应考虑 CKD 患儿及其家属的意愿、护理和治疗成本、当地静脉铁剂的价格及急救设施的配备等情况，具体情况见表4-3。血液透析的贫血患儿建议选择静脉铁剂。以下为铁剂的建议给药剂量。

- 口服铁剂：起始剂量为 2～3mg/（kg·d），最大剂量为 6mg/（kg·d），单日最大剂量为 150～300mg，单次或分 2～3 次给药。

- 静脉铁剂：每次 1～2mg/kg，单次最大剂量<100mg，每 2 周 1 次，1 个疗程累计总量不超过 1g。对于重度贫血、铁储备严重缺乏的患儿，可以考虑给予负荷

表4-3 铁剂的治疗目标和监测频率

药物类型	患儿类型	治疗目标	优先选择给药方式	监测频率
铁剂	非透析和腹膜透析	首先保证铁充足，避免对铁绝对铁缺乏或功能性铁缺乏，HRC%<6%，或者CHr>29pg，或者SF>100μg/L且TSAT>20%	口服	每3个月评估1次铁代谢指标，SF维持在100~500μg/L
	血液透析		静脉	每个月测定铁代谢指标，SF维持在200~500μg/L。SF>300μg/L且TSAT>50%，应停用静脉补铁

量的静脉铁剂 6mg/（kg·d），单次最大剂量＜200mg，2 周之后给予维持量每次 1～2mg/kg。

② ESA：先应纠正铁缺乏和机体炎症状态，存在绝对铁缺乏（SF＜100μg/L）时，不应开始 ESA 治疗；存在功能性铁缺乏，可以先给予铁剂治疗或 ESA 与铁剂同时治疗，开始 ESA 治疗的 Hb 水平应个体化，并评估治疗利弊。ESA 的给药剂量和监测频率详见表 4-4。

③ 输血：CKD 患儿输血需慎重，不应盲目追求 Hb 达到靶目标，而应根据患儿是否有贫血症状再决定是否需要输血。

对于等待肾移植者，应尽量避免输血以减少同种致敏的风险，只有权衡利大于弊时才考虑输血治疗。对于 ESA 低反应，或存在肿瘤病史等慎用 ESA 治疗时，也应在权衡利弊后决定是否输血。对于急性失血、急性溶血、脓毒症等严重感染，或需要在手术前迅

表 4-4 ESA 的给药剂量和监测频率

药物类型	患儿类型	初始给药剂量	给药方式	监测频率
ESA	非透析和腹膜透析	rHuEPO：每周 80～120U/kg，分 2～3 次给药；对于 5 岁以下儿童或透析患儿，常需要较高剂量	皮下	在开始治疗或改变剂量后，每 1～2 周检测 1 次 Hb 水平；Hb 水平达标且稳定后，至少每 3 个月检测 1 次 Hb 水平
	血液透析	rHuEPO 达依泊汀 α：0.45μg/kg，每周 1 次；或 0.75μg/kg，每 2 周 1 次	皮下或静脉注射	在开始治疗或改变剂量后，每 1～2 周检测 1 次 Hb 水平；Hb 水平达标且稳定后，至少每 1 个月检测 1 次 Hb 水平

速提升 Hb 水平的患儿，在权衡利弊后决定是否输血 [57, 58]。

五、急性肾损伤合并贫血病因及遵循的原则

急性肾损伤（acute kidney injury，AKI）患者常常合并贫血，约 90% 的院内获得性 AKI 患者发生贫血 [59, 60]。AKI 患者贫血的病因可根据是否由肾功能损伤引起分为以下 2 类。

- 肾功能损伤引起的肾性贫血。
- 非肾功能损伤引起的贫血，包括发生 AKI 前的慢性贫血和（或）大出血、溶血、药物、严重感染、骨髓移植、多发性骨髓瘤等血液系统肿瘤致 AKI 的疾病和病因直接引起贫血。肾性贫血发病机制为 EPO 产生减少、毒素潴留导致红细胞寿命缩短等，发病需要一定的时间和潜伏期，故一般出现在较长 AKI 病程的患者中。

　　AKI 合并贫血的诊断标准同 CKD 肾性贫血。首先应诊断贫血是否为引起 AKI 的病因或疾病所致，仔细排查有无大出血、溶血、严重感染、药物等所致骨髓抑制、多发性骨髓瘤等血液系统肿瘤；其次应判断是否存在 AKI 发病前的慢性贫血，包括缺铁等营养性贫血、地中海贫血和镰状红细胞性贫血等遗传性疾病、再生障碍性贫血等骨髓增生异常疾病等；排除上述疾病引起的贫血，可初步诊断为肾性贫血。以下为 AKI 合并贫血的治疗原则。

- AKI 合并贫血患者应针对不同原发病和病因给予相应的治疗。
- AKI 合并肾性贫血时，可使用 ESA 治疗，具体治疗方案同 CKD 肾性贫血。
- 基于目前循证证据，不支持 ESA 预防和治疗 AKI。
- 基础研究提示 HIF-PHI 具有肾脏保护作

用[61-64]。然而目前尚未有 HIF-PHI 应用于 AKI 的临床研究。

六、肾移植后贫血早期与后期的区别及治疗的不同

1. 肾移植术后贫血（posttransplantation anemia，PTA）的定义

(1) 移植早期 PTA，即肾移植术后 6 个月之内合并的贫血，发病率约为 50%，最常见的原因为铁缺乏、围术期血液丢失及营养不良；

(2) 移植后期 PTA，即移植术后 6 个月之后发生的贫血，发病率为 25%～35%[65-67]，主要与肾功能减退相关。

2. 治疗

(1) 目前建议 PTA Hb 治疗靶目标高于其他 CKD 患者，目标值为 125～130g/L。

(2) 药物治疗。

① 铁剂治疗。参照第 3 章中 CKD 肾性贫血患者的铁剂治疗方案。

② ESA。移植早期 PTA 不建议使用 ESA 治疗。

③ 输血治疗。除了紧急情况下，不建议肾移植患者输血治疗。

④ 应关注药物诱发的 PTA，并依据患者病情合理选择药物。

3. 药物对 PTA 的影响

肾移植术后随着移植肾功能改善，EPO 水平可逐渐恢复，但急性排斥反应会导致 EPO 水平急剧下降。移植后体内急、慢性感染及免疫抑制药物（如霉酚酸酯、硫唑嘌呤、西罗莫司）、ACEI、ARB、抗病毒药物等均可引起 EPO 抵抗，导致 PTA。应关注药物诱发的 PTA，并依据患者病情合理选择药物。

霉酚酸酯和硫唑嘌呤是目前常用的抗排异一线用药，极大延长患者及移植肾的存活时间；而 ACEI 和 ARB 对于伴有蛋白尿的高血压患者获益明显，且贫血的影响相对较少。除了引起严重 PTA 的情况外，不应该担心这类药物引发贫血不良反应而拒用。

上述特殊人群肾性贫血治疗要点汇总

 特殊人群肾性贫血诊疗

合并糖尿病
肾性贫血患者

 • 男性 Hb<130g/L 或女性 Hb<120g/L

 • Hb<100g/L 时，启动药物治疗

• Hb<60g/L，或出现心力衰竭、炎症，以及急需有创检查、手术等应急状态时，建议输注红细胞治疗

 • 最佳 Hb 水平建议为 100～110g/L

 • 推荐使用促红细胞生成素和（或）铁剂，或 HIF-PHI 等治疗

老年
肾性贫血患者

 • 男性 Hb<130g/L 或女性 Hb<120g/L

 • Hb<100g/L 时，启动治疗

 • Hb 110~130g/L，以患者为中心进行个体化处理

 • 可考虑使用的药物：铁剂、ESA、HIF-PHI

儿童
肾性贫血患者

 • 0.5—5.0 岁：Hb<110g/L

• 5.0—12.0 岁：Hb<115g/L

• 12.0—15.0 岁：Hb<120g/L

• 15.0 岁以上：男性 Hb<130g/L 或女性 Hb<120g/L

 • Hb<110g/L 时，启动治疗

 • 建议靶目标低限为 Hb 正常值下限（110g/L），
上限为 120~130g/L

 • 推荐使用药物包括铁剂、ESA 治疗和输血治疗

急性肾损伤
合并贫血患者

- 肾功能损伤引起的肾性贫血
- 非肾功能损伤引起的贫血
- AKI 合并贫血患者针对不同原发病和病因给予相应治疗
- AKI 合并肾性贫血时，可使用 ESA 治疗
- 基于目前循证证据，不支持 ESA 预防和治疗 AKI
- 目前尚未有 HIF-PHI 应用于 AKI 的临床研究

肾移植术后
贫血患者

- 移植早期 PTA：肾移植术后 6 个月之内合并的贫血
- 移植后期 PTA：肾移植术后 6 个月之后发生的贫血
- Hb 水平建议为 125～130g/L
- 可考虑使用的药物：铁剂、ESA、输血治疗
- 关注药物诱发的 PTA，依据患者病情合理选择药物

参考文献

[1] 中国医师协会肾脏内科医师分会肾性贫血指南工作组. 中国肾性贫血诊治临床实践指南[J]. 中华医学杂志, 2021, 101(20): 1463-1502.

[2] 陈香美. 血液净化标准操作规程(2021版)[M]. 北京: 人民卫生出版社, 2021.

[3] 齐慧, 周弋, 王丹, 等. 上海市浦东新区成人慢性肾脏病流行现状及与贫血的相关性[J]. 上海预防医学, 2011, 23(11): 529-531.

[4] Li Y, Shi H, Wang WM, et al. Prevalence, awareness, and treatment of anemia in Chinese patients with nondialysis chronic kidney disease: First multicenter, cross-sectional study [J]. Medicine, 2016, 95(24): e3872.

[5] 阎梦潇. 单中心慢性肾脏病患者贫血及血脂异常现况调查[D]. 苏州: 苏州大学, 2018.

[6] 林攀, 丁小强, 袁敏, 等. 慢性肾脏病患者贫血患病现况调查 [J]. 复旦学报 (医学版), 2009, 36(5): 562–565.

[7] 何樟秀, 罗磊, 谢欢, 等. 湘南地区慢性肾脏病 3 ～ 5D 期患者贫血状况的单中心横断面调查 [J]. 临床肾脏病杂志, 2019, 19(1): 8–13.

[8] Huang Z, Song T, Fu L, et al. Post-renal transplantation anemia at 12 months: prevalence, risk factors, and impact on clinical outcomes [J]. International Urology and Nephrology, 2015, 47(9): 1577–1585.

[9] Thorp ML, Johnson ES, Yang X, et al. Effect of anaemia on mortality, cardiovascular hospitalizations and end-stage renal disease among patients with chronic kidney disease [J]. Nephrology (Carlton), 2009, 14(2): 240–246.

[10] 左力, 刘雪丽, 韩晟. 肾性贫血加重中国慢性肾脏病患者经济负担的研究 [J]. 中国药物经济学, 2018, 13(9): 11–16.

[11] WHO, UNICEF, UNU. Iron deficiency anaemia:

assessment, prevention, and control. A guide for programme managers [M/OL]. Geneva: WHO Press, 2001[2022–3–17]. http://www.who.int/nutrition/publications/micronutrients/anaemia_iron_deficiency/WHO_NHD_01.3/en/index.html

[12] Stancu S, Stanciu A, Zugravu A, et al. Bone marrow iron, iron indices, and the response to intravenous iron in patients with non–dialysis–dependent CKD [J]. American Journal of Kidney Diseases, 2010, 55(4): 639–647.

[13] Gafter–Gvili A, Schechter A, Rozen–Zvi B. Iron deficiency anemia in chronic kidney disease [J]. Acta Haematologica, 2019, 142(1): 44–50.

[14] 李诗琪, 彭奕冰. 可溶性转铁蛋白受体 / 铁指数对慢性肾衰竭伴缺铁性贫血的诊断价值分析 [J]. 国际检验医学杂志, 2012, 33(19): 2420–2421.

[15] Roger SD, Kolmakova E, Fung M, et al. Darbepoetin alfa once monthly corrects anaemia in patients with chronic kidney disease not on dialysis [J].

Nephrology (Carlton), 2014, 19(5): 266–274.

[16] Fishbane S, Block AB, Loram L, et al. Effects of Ferric Citrate in Patients with Nondialysis–Dependent CKD and Iron Deficiency Anemia [J]. Journal of the American Society of Nephrology, 2017, 28(6): 1851–1858.

[17] Pergola PE, Fishbane S, Lewinter RD, et al. Hemoglobin response to ferric citrate in patients with nondialysis–dependent chronic kidney disease and iron deficiency anemia [J]. American Journal of Hematology, 2018, 93(6): E154–E156.

[18] Kliger AS, Foley RN, Goldfarb DS, et al. KDOQI US Commentary on the 2012 KDIGO Clinical Practice Guideline for Anemia in CKD [J]. American Journal of Kidney Diseases, 2013, 62(5): 849–859.

[19] Locatelli F, Aljama P, Bárány P, et al. Revised European best practice guidelines for the management of anaemia in patients with chronic renal failure [J]. Nephrology Dialysis

Transplantation, 2004, 19 (Suppl 2): ii1–ii47.

[20] Locatelli F, Bárány P, Covic A, et al. Kidney Disease: Improving Global Outcomes guidelines on anaemia management in chronic kidney disease: a European Renal Best Practice position statement [J]. Nephrology Dialysis Transplantation, 2013, 28(6): 1346–1359.

[21] Kidney Disease: Improving Global Outcomes (KDIGO) Anemia Work Group. KDIGO clinical practice guideline for anemia in chronic kidney disease [J]. Kidney International, 2012, 2(4): 279-335.

[22] Macginley R, Walker R, Irving M, et al. KHA–CARI guideline: Use of iron in chronic kidney disease patients [J]. Nephrology (Carlton), 2013, 18(12): 747–749.

[23] 日本透析医学会. 慢性腎臓病患者における腎性貧血治療 のガイドライン [J]. 透析会誌, 2016, 49(2): 89–158.

[24] National Institute for Health and Care Excellence

(NICE). Chronic kidney disease: managing anaemia (NICE guideline NG8) [M/OL]. (2015–06–03) [2022–03–17]. http://www.nice.org.uk/guidance/ng8.

[25] Palmer SC, Saglimbene V, Mavridis D, et al. Erythropoiesis–stimulating agents for anaemia in adults with chronic kidney disease: a network meta–analysis [J]. The Cochrane Database of Systematic Reviews, 2014, (12): CD010590.

[26] Wilhelm–Leen ER, Winkelmayer WC. Mortality risk of darbepoetin alfa versus epoetin alfa in patients with CKD: systematic review and meta–analysis [J]. American Journal of Kidney Diseases, 2015, 66(1): 69–74.

[27] Furukawa T, Okada K, Abe M, et al. Randomized controlled trial of darbepoetin α versus continuous erythropoietin receptor activator injected subcutaneously once every four weeks in patients with chronic kidney disease at the pre–dialysis stage [J]. International Journal

of Molecular Sciences, 2015, 16(12): 30181–
30189.

[28] Locatelli F, Hannedouche T, Fishbane S, et al. Cardiovascular safety and all–cause mortality of methoxy polyethylene glycol–epoetin beta and other erythropoiesis–stimulating agents in anemia of CKD: a randomized noninferiority trial [J]. Clinical Journal of the American Society of Nephrology, 2019, 14(12): 1701–1710.

[29] Palmer SC, Saglimbene V, Craig JC, et al. Darbepoetin for the anaemia of chronic kidney disease [J]. The Cochrane Database of Systematic Reviews, 2014, (3): CD009297.

[30] Fishbane S, Singh B, Kumbhat S, et al. Intravenous epoetin alfa–epbx versus epoetin alfa for treatment of anemia in end–stage kidney disease [J]. Clinical Journal of the American Society of Nephrology, 2018, 13(8): 1204–1214.

[31] Pfeffer MA, Burdmann EA, Chen CY, et al. A

trial of darbepoetin alfa in type 2 diabetes and chronic kidney disease [J]. The New England Journal of Medicine, 2009, 361(21): 2019–2032.

[32] 中华医学会肾脏病学分会肾性贫血诊断和治疗共识专家组 . 肾性贫血诊断与治疗中国专家共识 (2018 修订版) [J]. 中华肾脏病杂志 , 2018, 34(11): 860–866.

[33] Boyle SM, Berns JS. Erythropoietin and Resistant Hypertension in CKD [J]. Seminars in Nephrology, 2014, 34(5): 540–549.

[34] Thavarajah S, Choi MJ. The use of erythropoiesis-stimulating agents in patients with CKD and cancer: a clinical approach [J]. American Journal of Kidney Diseases, 2019, 74(5): 667–674.

[35] Strippoli GF, Craig JC, Manno C, et al. Hemoglobin targets for the anemia of chronic kidney disease: a meta–analysis of randomized, controlled trials [J]. Journal of the American Society of Nephrology, 2004, 15(12): 3154–

3165.

[36] FDA. FDA Drug Safety Communication: Information on erythropoiesis-stimulating agents (ESA) epoetin alfa (marketed as Procrit, Epogen), darbepoetin alfa (marketed as Aranesp) [EB/OL]. (2017-03-31) [2020-12-31]. https:// www.fda.gov/drugs/postmarket-drug-safety-in formation-patients-and-providers/information-erythropoiesis-stimulating-agents-esa-epoetin-alf a-marketed-procrit-epogen-darbepoetin.

[37] Prescribing information: Epoge n(R) (epoetin alfa) injection, for intravenous or subcutaneous use Initial U.S. Approval: 1989. Amgen Inc. Thousand Oaks, CA 91320-1799[EB/OL]. (2012-05) [2020-12-31]. https://www.pi.amgen.com/~/media/amgen/ repositorysites/pi-amgen-com/epogen/epogen_pi_ hcp_english.pdf.

[38] Prescribing information: Procrit (R) (epoetin alfa) injection, for intravenous or subcutaneous use Initial U. S. Approval: 1989. Janssen Products,

LP Horsham, Pennsylvania 19044[EB/OL]. (2018-07) [2020-12-31]. https://www.janssenlabels. com/package-insert/product-monograph/ prescribing-information/PROCRIT-pi.pdf.

[39] Macdougall IC, Roger SD, De Francisco A, et al. Antibody−mediated pure red cell aplasia in chronic kidney disease patients receiving erythropoiesis−stimulating agents: new insights [J]. Kidney International, 2012, 81(8): 727−732.

[40] Means RT. Pure red cell aplasia [J]. Blood, 2016, 128(21): 2504−2509.

[41] Locatelli F, Del Vecchio L, Minutolo R, et al. Are all erythropoiesis−stimulating agents created equal? [J]. Nephrology Dialysis Transplantation, 2020, 36(8): 1369−1377.

[42] Maxwell PH, Eckardt KU. HIF prolyl hydroxylase inhibitors for the treatment of renal anaemia and beyond [J]. Nature Reviews Nephrology, 2016, 12(3): 157−168.

[43] Provenzano R, Szczech L, Leong R, et al. Efficacy and cardiovascular safety of roxadustat for treatment of anemia in patients with non–dialysis–dependent CKD: pooled results of three randomized clinical trials [J]. Clinical Journal of the American Society of Nephrology, 2021, 16(8): 1190–1200.

[44] FibroGen. Evaluate the Efficacy and Safety of Multiple Roxadustat Dosing Regimens for the Treatment of Anemia in Dialysis Subjects with Chronic Kidney Disease [EB/OL]. (2021–04–20) [2022–03–17]. https://clinicaltrials.gov/ NCT04059913.

[45] 陈香美 . 一项评估罗沙司他低起始剂量给药方案治疗慢性肾脏病非透析贫血患者的有效性和安全性的随机、对照、开放标签、多中心研究 [EB/OL]. (2021–04–13) [2022–03–17]. http://www.chictr.org.cn/showproj. aspx?proj=124823.

[46] Chen N, Hao C, Peng X, et al. Roxadustat for

anemia in patients with kidney disease not receiving dialysis [J]. The New England Journal of Medicine, 2019, 381(11): 1001–1010.

[47] Chen N, Hao C, Liu BC, et al. Roxadustat treatment for anemia in patients undergoing long–term dialysis [J]. The New England Journal of Medicine, 2019, 381(11): 1011–1022.

[48] FibroGen. 罗沙司他胶囊说明书 [M/OL]. (2021–04–16)[2022–03–17]. https://www.fibrogen.cn/Uploads/file/20210928/151623815215.pdf.

[49] 邝红漫. 肾性贫血治疗及进展 [J]. 医药前沿, 2014, (20): 379–380.

[50] Ibrahim HN, Ishani A, Guo H, et al. Blood transfusion use in non–dialysis–dependent chronic kidney disease patients aged 65 years and older [J]. Nephrology Dialysis Transplantation, 2009, 24(10): 3138–3143.

[51] Akizawa T, Iwasaki M, Yamaguchi Y, et al. Phase 3, randomized, double-blind, active-comparator (Darbepoetin Alfa) study of oral roxadustat in

CKD patients with anemia on hemodialysis in Japan [J]. Journal of the American Society of Nephrology, 2020, 31(7): 1628–1639.

[52] Low S, Lim SC, Wang J, et al. Long–term outcomes of patients with type 2 diabetes attending a multidisciplinary diabetes kidney disease clinic [J]. Journal of Diabetes, 2017, 10(7): 572–580.

[53] Aldallal SM, Jena N. Prevalence of anemia in type 2 diabetic patients [J]. Journal of Hematology, 2018, 7(2): 57–61.

[54] Liu XM, Dong ZY, Zhang WG, et al. Validation of the 2007 kidney disease outcomes quality initiative clinical practice guideline for the diagnosis of diabetic nephropathy and nondiabetic renal disease in Chinese patients [J]. Diabetes Research and Clinical Practice, 2018, 147: 81–86.

[55] 中华医学会肾脏病学分会专家组. 糖尿病肾脏疾病临床诊疗中国指南 [J]. 中华肾脏病杂志, 2021, 37(3): 255–304.

[56] Nakanishi T, Kuragano T, Ronco C. CKD–Associated Complications: Progress in the Last Half Century [M]. Basel: Karger Publishers, 2019.

[57] WHO. Worldwide prevalence of anaemia 1993–2005: WHO global database on anaemia [M/OL]. Geneva: WHO Press, 2008 [2022–3–17]. http://apps.who.int/iris/bitstream/ 10665/43894/1/9789241596657_eng.pdf.

[58] 国家儿童医学中心 (北京), 北京儿童医院集团慢性肾脏病贫血管理协作组 ,《中国实用儿科杂志》编辑委员会 . 儿童慢性肾脏病贫血诊断与治疗专家共识 [J]. 中国实用儿科杂志 , 2018, 33(7): 493–497.

[59] Hales M, Solez K, Kjellstrand C. The anemia of acute renal failure: association with oliguria and elevated blood urea [J]. Renal Failure, 1994, 16(1): 125–131.

[60] Hu SL, Said FR, Epstein D, et al. The impact of anemia on renal recovery and survival in acute

kidney injury [J]. Clinical Nephrology, 2013, 79(3): 221–228.

[61] Yang Y, Yu X, Zhang Y, et al. Hypoxia–inducible factor prolyl hydroxylase inhibitor roxadustat (FG–4592) protects against cisplatin–induced acute kidney injury [J]. Clinical Science (London, England: 1979), 2018, 132(7): 825–838.

[62] Jiao X, Xu X, Fang Y, et al. miR–21 contributes to renal protection by targeting prolyl hydroxylase domain protein 2 in delayed ischaemic preconditioning [J]. Nephrology (Carlton), 2017, 22(5) :366–373.

[63] Ito M, Tanaka T, Ishii T, et al. Prolyl hydroxylase inhibition protects the kidneys from ischemia via upregulation of glycogen storage [J]. Kidney International, 2020, 97(4): 687–701.

[64] Xu X, Song N, Zhang X, et al. Renal protection mediated by hypoxia inducible factor–1 α depends on proangiogenesis function of miR–21 by targeting thrombospondin 1 [J]. Transplantation, 2017,

101(8): 1811–1819.

[65] Lorenz M, Kletzmayr J, Perschl A, et al. Anemia and iron deficiencies among long–term renal transplant recipients [J]. Journal of the American Society of Nephrology, 2002, 13(3): 794–797.

[66] Gafter–Gvili A, Cohen E, Avni T, et al. Predicting the emergence of anemia —A large cohort study [J]. European Journal of Internal Medicine, 2015, 26(5): 338–343.

[67] Vanrenterghem Y, Ponticelli C, Morale JM, et al. Prevalence and management of anemia in renal transplant recipients: a European survey [J]. American Journal of Transplantation, 2003, 3(7): 835–845.

相 关 图 书 图 书 推 荐

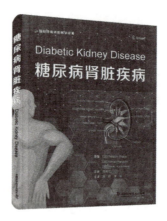

主 审 何慈江

主 译 洪 权 李 平

定 价 148.00元

本书引进自Springer出版社，由日本肾脏病学专家Takashi Wada、Kengo Furuichi和Naoki Kashihara共同编写。本书为教科书级别的糖尿病肾脏疾病著作。全书共13章，分为临床篇和病理篇，主要阐述了糖尿病肾脏疾病的临床流行病学、与心血管疾病的关系、标志物、血压管理、血糖控制和未来治疗前景、营养和饮食治疗、1型和2型糖尿病患者糖尿病肾病的早期肾脏结构－功能的相似性和差异性、糖尿病肾脏疾病的评估、肾脏硬化症和糖尿病肾脏疾病、糖尿病肾病的实验动物模型等内容，同时涵盖了基础及临床常见问题。本书结构合理、图表丰富，可作为糖尿病肾脏疾病亚专科研究生及住院医师案头参考书。